CONTRIBUTION A L'ÉTUDE

DE

L'ÉTIOLOGIE DES DÉMENCES PRÉCOCES

PAR

ALBERT RANCIER
DOCTEUR EN MÉDECINE

NANCY
IMPRIMERIE BERGER-LEVRAULT ET Cie
18, RUE DES GLACIS, 18

1909

CONTRIBUTION A L'ÉTUDE

DE

L'ÉTIOLOGIE DES DÉMENCES PRÉCOCES

CONTRIBUTION A L'ÉTUDE

DE

L'ÉTIOLOGIE DES DÉMENCES PRÉCOCES

PAR

ALBERT RANCIER

DOCTEUR EN MÉDECINE

NANCY

IMPRIMERIE BERGER-LEVRAULT ET Cie

18, RUE DES GLACIS, 18

—

1909

A LA MÉMOIRE DE MES GRANDS-PARENTS

A MA GRAND'MÈRE DELABERTHE

A MA MÈRE ET A MON PÈRE

A MA SŒUR ET A MON FRÈRE

MEIS ET AMICIS

A MON PRÉSIDENT DE THÈSE

Monsieur le Professeur BERNHEIM

CHEVALIER DE LA LÉGION D'HONNEUR

A TOUS MES MAITRES

AVANT-PROPOS

Depuis une vingtaine d'années, à la suite de travaux cliniques importants, la psychiatrie se rapproche de plus en plus de la pathologie générale, à laquelle la rattachent des liens chaque jour plus nombreux. Le cadre des formes d'aliénation mentale à « substratum anatomique » s'étend, et l'ancienne théorie, qui admettait un groupe très important de vésanies sans lésions objectives, tend à disparaître. L'école qui a appliqué à l'étude de l'aliénation les données et les méthodes scientifiques de la clinique contemporaine a produit déjà des résultats remarquables. L'influence, trop souvent méconnue, des intoxications et des infections diverses, a été mise en évidence; une voie nouvelle s'est ouverte, féconde en découvertes originales, devant les aliénistes modernes : Régis, en France, a décrit le tableau clinique de ces psychoses, d'une ressemblance si étroite, et dont le délire fébrile peut être considéré comme le type.

Une théorie hardie, d'origine étrangère, veut encore élargir le cadre de ces psychoses; sous le nom de « démence précoce », Kræpelin a rassemblé des formes d'aliénation mentale à symptomatologie variée; une telle synthèse peut paraître justifiée par l'évolution commune de certaines de ces affections.

L'appellation « démence précoce » n'était pas nouvelle, mais, en élargissant sa signification, Kræpelin en a modifié aussi la portée. La démence précoce, avec cette acception nouvelle, comprend, outre les folies des jeunes gens, des délires ne s'accompagnant pas d'affaiblissement intellectuel, tels que les délires systématisés et même le délire chronique de Magnan.

Cette théorie choque les idées généralement admises en France, bien qu'elle soit devenue presque classique à l'étranger.

Les mêmes divergences d'opinion existent au sujet de l'étiologie de la démence précoce; elles suscitent de nombreuses controverses.

L'influence de la prédisposition héréditaire est-elle prépondérante ou simplement secondaire? Quel rôle faut-il attribuer à certains facteurs, tels que la puberté, le surmenage, les infections (et en particulier la tuberculose), les intoxications exo- ou endogènes? Autant de problèmes à l'étude et qui ne sont pas encore définitivement résolus.

Au cours de notre internat à l'asile de Maréville, nous avons eu l'occasion d'examiner journellement un certain nombre de malades, chez lesquels nous avons pu relever des indications intéressantes au point de vue étiologique.

Nous avons été amené ainsi à comparer le résultat de nos recherches aux différentes opinions des auteurs français ou étrangers, et notre thèse aura pour objet l'étude étiologique des démences précoces.

Sans nous rallier à la théorie absolue de Krapelin, nous constaterons l'existence de formes d'aliénation mentale, apparemment diverses à leur origine, mais identiques dans leur évolution et se terminant rapidement par la démence.

Nous nous contenterons d'examiner chez certains malades, ayant présenté un affaiblissement intellectuel, rapide et prématuré, les diverses circonstances psychiques et physiques qui nous ont paru conditionner cette déchéance de leur intelligence.

Mais, avant d'entreprendre cette étude, il nous reste à acquitter une dette de reconnaissance. Notre reconnaissance va d'abord à tous nos anciens maîtres de la Faculté de Lyon, et en particulier à M. le Dr Mouisset, médecin des hôpitaux, et à M. le Dr Rollet, professeur de clinique ophtalmologique; nous avons fait partie de leurs services pendant plusieurs mois et y avons pris les premières notions médicales et chirurgicales; nous tenons à leur adresser ici l'hommage de notre admiration et l'expression de notre profonde gratitude.

Nous remercions sincèrement tous nos maîtres de la Faculté de Nancy et spécialement M. le professeur Bernheim, dont nous avons suivi les savantes cliniques et qui nous fait aujourd'hui le grand honneur de présider cette thèse; à tous nous offrons le tribut de notre bien vive reconnaissance.

Nous saisissons avec empressement l'occasion d'affirmer la respectueuse sympathie que nous a toujours inspirée M. le Dr R. Lalanne, médecin-chef à l'asile de Maréville et médecin-chef du pensionnat Sainte-Anne : depuis près de trois ans que nous avons l'honneur d'être son interne au pensionnat, il n'a cessé de se montrer pour nous maître aussi bon qu'éclairé, et il nous est agréable de penser que nous pourrons lui continuer notre modeste collaboration. Nous tenons à lui dire que nos années d'internat à Sainte-Anne resteront, dans notre mémoire, parmi les meilleurs souvenirs de notre vie d'étudiant.

Qu'il veuille donc bien accepter ici l'hommage de cette sympathie sincère et très respectueuse.

M. le Dr A. Paris, médecin-chef à l'asile de Maréville, nous a donné, à maintes reprises, des marques d'intérêt; il a bien voulu nous appuyer de son autorité médicale et nous a permis de mener à bien ce travail; il accepte d'être notre juge, nous lui en témoignons notre profonde reconnaissance.

M. le Dr Aubry, médecin adjoint à l'asile de Maréville, s'est montré pour nous d'une obligeance extrême; il nous a inspiré le sujet de ce travail et nous a largement aidé de ses conseils, ne nous ménageant ni sa science, ni sa peine; nous lui exprimons ici nos plus vifs remerciements.

Nous sommes très touché de la marque d'intérêt qu'ont bien voulu nous donner M. le professeur Rohmer et M. le professeur agrégé Lambert, en consentant à être notre juge; nous les en remercions bien vivement.

Que M. le Dr Deswarte, médecin-chef à l'asile de Maréville, reçoive ici l'expression de notre gratitude pour la sympathie qu'il a toujours eue pour nous.

A nos anciens camarades de Lyon, dont l'amitié ne s'est jamais démentie malgré l'éloignement, à nos collègues de Maréville et à tous nos amis de Nancy, nous renouvelons ici l'assurance de nôtre sympathie et de notre inaltérable dévouement.

DIVISION DE CE TRAVAIL

Nous avons divisé ce travail en quatre chapitres.

Le premier chapitre aura pour objet l'historique succinct de la démence précoce.

Dans le deuxième chapitre, nous envisagerons les diverses théories relatives à l'étiologie de cette maladie.

La relation des observations que nous avons recueillies dans les services de Maréville, l'examen des causes que nous avons le plus fréquemment rencontrées chez ces malades, feront le sujet de notre troisième chapitre.

Enfin, dans un quatrième chapitre, nous comparerons aux différentes opinions admises par les auteurs les données étiologiques résultant de notre enquête; nous signalerons les études anatomo-pathologiques, publiées ces dernières années, sur certaines lésions spécifiques du cerveau des déments précoces, et nous tirerons les conclusions qui, logiquement, se dégageront de notre étude.

CONTRIBUTION A L'ÉTUDE

DE

L'ÉTIOLOGIE DES DÉMENCES PRÉCOCES

CHAPITRE I

NOTES HISTORIQUES SUR LA DÉMENCE PRÉCOCE

C'est en 1672 que, pour la première fois, se trouve isolée la notion d'affaiblissement intellectuel précoce chez les jeunes gens : Willis (1622-1675) signale, en effet, un affaiblissement intellectuel qui survient brusquement à l'adolescence chez des enfants jusqu'alors d'intelligence normale et quelquefois brillante (chapitre de la « stupidité ou morosité »).

Au début du dix-neuvième siècle, Pinel, étudiant l' « idiotisme », dit : « L'abus des saignées dans un traitement antérieur de la manie, une vive frayeur, une suppression brusque des règles ou des retards de l'écoulement sexuel, peuvent produire l'idiotisme. »

Esquirol, en 1814, parle de démence chronique secondaire à des états maniaques ou mélancoliques et sous le nom d'*idiotie accidentelle ou acquise*, décrit des cas de démence précoce simple.

En 1818, Spurzheim cite des cas d' « idiotisme accidentel. »

Morel, dès 1851, décrit dans ses études cliniques, des cas de déchéance intellectuelle rapide de l'adolescence.

Rousseau (thèse de Paris, 1857) fait une étude de la « folie à l'époque de la puberté »; il admet un arrêt de développement dans les fonctions intellectuelles, en rapport avec la crise de la puberté.

En 1860, Morel, dans son *Traité des maladies mentales,* signale, au chapitre des « folies héréditaires à existence intellectuelle limitée avec transition à l'idiotisme le plus irrémédiable dans l'influence de causes intercurrentes », des états qu'il appelle *états de démence précoce.*

En Allemagne, Kahlbaum décrit une psychose se développant à l'occasion de la puberté, et lui donne le nom d' « hébéphrénie » (1863).

En 1871, Hecker, élève de Kahlbaum, étudie cette psychose, en développe la symptomatologie et en souligne l'évolution spéciale. Il note la démence comme terme de cette évolution et son apparition au début de la maladie.

Kahlbaum, en 1874, donne le nom de catatonie à une entité morbide qui peut se terminer, soit par la guérison, ce qui, d'après lui, est le cas le plus fréquent, soit, plus rarement, par la démence.

A partir de cette époque, les communications sur la démence précoce se multiplient. Finck, en 1879, étudie l'hébéphrénie et la catatonie, admet un pronostic spécial à chacune de ces psychoses : pronostic bénin pour la catatonie, fatal pour l'hébéphrénie.

Kowalewsky, en 1886, range l'hébéphrénie parmi les psychoses dégénératives.

En 1891, Trowbridge admet une psychose spéciale de la puberté.

Darasckiewicz, en 1892, reconnaît l'existence de l'hébéphrénie et en fait une démence juvénile incurable.

Ces différentes notions sont reprises par Kræpelin en 1893. Il décrit la démence précoce, à laquelle il reconnaît trois formes : catatonique, hébéphrénique et paranoïde; cette entité morbide, d'après lui, comporte, dans la majorité des cas, un pronostic fatal.

Christian, en 1899, fait une étude complète de la « démence juvénile ou démence précoce des jeunes gens ». Il ne parle pas de la variété catatonique.

La même année, Finzi et Védrani se rallient à la thèse de Kræpelin, admettent l'existence de la démence précoce avec les trois variétés décrites par Kræpelin.

Sérieux, en 1900, ajoute une quatrième forme : la forme simple.

Signalons encore les travaux de Pick en 1891, qui fait de l'hébéphrénie une forme atténuée de la démence chronique primaire de la jeunesse;

De Maïchline, qui signale l'existence d'une démence juvénile précoce chez certains héréditaires;

De Scholz, qui la rencontre plutôt chez les aliénés non héréditaires;

D'Aschaffenburg, qui rapproche l'hébéphrénie et la catatonie en tant que variété d'une même entité morbide : la démence précoce;

De Kraft-Ebing, etc.

Actuellement, la question de la démence précoce fait l'objet de nombreuses publications.

Signalons les études si complètes de Meeus, Deny et Roy, Masselon, le rapport du Dr Claus, etc.

CHAPITRE II

DES DIFFÉRENTES CONCEPTIONS ÉTIOLOGIQUES DE LA DÉMENCE PRÉCOCE

Dans notre historique rapide des cas d'affaiblissement intellectuel ou de démence précoce, signalés par les aliénistes depuis un siècle, nous avons vu Pinel remarquer la possibilité d'un « idiotisme » secondaire à un accès de manie. Sans insister sur les causes de cette évolution rapide vers la démence, il invoque l'abus d'une médication déprimante, un choc moral intense, un trouble de certaines fonctions périodiques de l'organisme, comme la fonction menstruelle.

Il faut arriver à Morel pour trouver la première conception étiologique précise de ce qu'il appelle lui-même les états de démence précoce. Il range ces cas dans le cadre des folies héréditaires, et, tout en constatant l'existence de causes occasionnelles, admet que la démence précoce est essentiellement *constitutionnelle :* c'est une démence survenant chez les dégénérés héréditaires.

« C'est chez les enfants d'alcooliques, d'aliénés, que l'on observe cet arrêt prématuré des facultés, qui n'est que le dernier terme d'une évolution fatale dont l'adolescent avait apporté le germe en naissant. »

Dans ses études cliniques (1851-1853), il remarque que, chez beaucoup de ces malades, l'intelligence jusqu'alors avait paru plutôt au-dessus qu'au-dessous de la moyenne.

Étudiant, dans son *Traité des maladies mentales,* l'influence de l'onanisme sur l'apparition des troubles intellectuels, il cite cette observation de Guislain :

« Voilà un jeune homme de vingt-huit ans environ que la masturbation a réduit à un état auquel on peut donner le nom de démence et de manie. »

Kahlbaum, dans sa description de l'hébéphrénie, insiste sur la valeur étiologique de la puberté. Cette conception étiologique, admise par Hecker, est combattue aussi bien en Allemagne qu'en France. La plupart des auteurs nient l'existence même de l'hébéphrénie et de la catatonie en tant qu'entité morbide et ne voient dans ces psychoses que des variétés de la dégénérescence mentale. Ils refusent à l'évolution pubérale toute influence sur le développement de ces psychoses : c'est l'opinion, entre autres aliénistes allemands, qu'expriment Kraft-Ebing, Schüle, Sterz, Finck.

Finck dit notamment qu'on peut définir l'hébéphrénie : « Un arrêt de développement intellectuel reposant sur un fond de dégénérescence. »

Pour Kraft-Ebing, la démence ne peut survenir chez les jeunes gens que s'il existait déjà une certaine faiblesse congénitale.

Sterz, en 1879, classe l'hébéphrénie dans la dégénérescence mentale.

En 1886, Kowalewsky en fait une « psychose dégénérative ».

Chaslin et Seglas, en 1888, ne reconnaissent pas l'existence de la catatonie, qui, pour eux, n'est qu'une variété de stupeur simple ou symptomatique se développant sur « un terrain dégénératif et plus particulièrement hystérique ».

Pick, en 1891, signale dans l'étiologie de la démence précoce, qu'il confond avec la démence chronique primaire de la jeunesse, les maladies fébriles et infectieuses.

Trowbridge, la même année, estime que la folie de la puberté est bien une psychose spéciale se développant sur un terrain prédisposé par l'hérédité.

Daraskiewicz, en 1892, dit : « L'hébéphrénie est une démence incurable, idiopathique, d'un caractère spécial survenant chez les jeunes gens. »

En 1873, Kræpelin, dans la quatrième édition de sa *Psychiâtrie*, reprend la question et étend les limites de la démence précoce, à laquelle il reconnaît, outre les deux variétés déjà décrites : hébéphrénique et catatonique, une troisième variété qu'il nomme démence paranoïde. Il admet comme causes : l'âge, surtout pour la variété hébéphrénique qui, d'après lui, débute toujours avant vingt-cinq ans; le sexe, qui exerce une influence différente sur le développement des diverses variétés, l'hébéphrénie étant plus fréquente chez l'homme, les deux autres plus fréquentes chez la femme.

Il note l'hérédité (70 % des cas).

L'année suivante, Maïchline dit qu'il existe une démence juvénile précoce chez certains héréditaires avec antécédents personnels (stigmates psychiques et physiques de dégénérescence).

Par contre, Scholz, en 1897, exprime cette opinion que l'hébéphrénie se rencontre plutôt chez les sujets n'ayant ni antécédents personnels ni antécédents héréditaires.

Aschaffenburg, qui admet comme Kræpelin que l'hébéphrénie et la catatonie ne sont que deux formes d'une même entité morbide : la démence précoce, ne relève guère que 15% d'antécédents personnels psychiques chez deux cents malades examinés par lui.

La théorie de Kræpelin est adoptée par Finzi et Vedrani.

En France, la « démence précoce des jeunes gens » fait l'objet d'une publication détaillée de Christian, qui dit : « Chez les jeunes gens de quinze à vingt-cinq ans, survient fréquemment une affection mentale qui se termine rapidement par la démence. »

L'auteur ne note pas d'antécédents personnels psychiques et, après avoir minutieusement pesé les diverses causes qui peuvent être invoquées, conclut qu'il faut attribuer une grande importance aux causes physiques débilitantes qu'il désigne en bloc par le terme de « surmenage » : « C'est le surmenage qui me paraît être le grand facteur de la démence précoce. »

Sérieux n'attribue à l'âge qu'une importance médiocre; pour lui, la démence précoce est une *psychose de la vie génitale,* pouvant se développer aussi bien à l'occasion de la ménopause qu'à l'occasion de la puberté.

Mecus, en 1902, dit : « Les stigmates physiques et psychiques de la dégénérescence, sont extrêmement rares. » Il nie l'hérédité, il ne la rencontre que dans 7% des cas. Il signale la possibilité d'un trouble de la nutrition nerveuse en rapport, soit avec l'insuffisance d'une glande à sécrétion interne, soit avec une intoxication exo- ou endogène.

Pour Deny et Roy, la démence précoce est un affaiblissement « primaire et acquis des facultés intellectuelles ».

Masselon n'attribue à la prédisposition du sujet qu'une importance secondaire et croit à la valeur étiologique des « processus toxiques ».

Claus note l'hérédité arthritique fréquente; il croit à l'importance, au point de vue étiologique, de la tuberculose des parents. Il admet la prédisposition héréditaire.

Roubinowitch, en 1909, dans une étude spécialement étiologique, conclut à l'importance de l'hérédité, mais avec cette particularité qu'il retrouve très souvent la tuberculose héréditaire dans les antécédents de ses malades.

Notre maître, M. le Dr Paris, médecin chef à l'asile de Maréville, fait de ces aliénés, des « dégénérés qui, semblant primitivement normaux, perdent l'intelligence par suite de l'évolution d'une diathèse originelle spéciale, diathèse d'auto-intoxication, par exemple ». Pour lui, cette diathèse peut être considérée « comme l'expression probable d'une organisation originelle anormale de glandes à sécrétions internes et d'une constitution histo-chimique anormale du système nerveux ».

CHAPITRE III

OBSERVATIONS

Observation I. — A... (J.-E.), vingt-cinq ans, garçon boulanger, célibataire.

Symptomatologie : idées de grandeur niaises, impulsions, stéréotypies, désorientation psychique, altération des sentiments affectifs, affaiblissement intellectuel.

Antécédents héréditaires *directs* : grand-père paternel mort aliéné.

Antécédents héréditaires *collatéraux* : une tante paternelle alcoolique, s'est suicidée. Un oncle paternel alcoolique, s'est suicidé.

Stigmates physiques de dégénérescence : asymétrie crânienne, voûte palatine ogivale.

Observation II. — L... (E.), vingt et un ans, chaussonnier, célibataire.

Symptomatologie : impulsions, érotisme, inertie psychique et physique, indifférence affective, automatisme.

Antécédents héréditaires *directs* : père nerveux, sujet à des congestions cérébrales.

Antécédents personnels : onanisme habituel.

Observation III. — M... (E.), vingt-six ans, électricien, célibataire.

Symptomatologie : impulsions, fugues, désordre d'actes niais, perte des sentiments affectifs, affaiblissement global de l'intelligence.

Antécédents héréditaires *directs :* père mort à quarante-huit ans, alcoolique invétéré.

Antécédents personnels : ce malade a toujours eu un caractère sombre et taciturne. Débilité physique.

Observation IV. — C... (E.-A.), vingt-cinq ans, tisserand célibataire.

Symptomatologie : délire mégalomaniaque incohérent, agitation, irritabilité, désordre des paroles et des actes, impulsions, indifférence affective.

Antécédents héréditaires *directs :* père alcoolique.

Antécédents personnels : nombreux excès alcooliques (le malade présente du tremblement des doigts et du tremblement fibrillaire de la langue).

Observation V. — B... (B.-E.), vingt et un ans, cultivateur célibataire.

Symptomatologie : impulsions, automatisme, fugues, idées absurdes de persécution, affaiblissement intellectuel.

Antécédents héréditaires *directs :* mère internée le même jour que le malade pour une atteinte de mélancolie.

Stigmates physiques de dégénérescence : crâne asymétrique, malformation des oreilles, prognathisme.

Observation VI. — C... (V.), vingt-sept ans (début à vingt et un ans), ouvrier d'usine, célibataire.

Symptomatologie : stéréotypie d'actes, gâtisme fréquent, abolition complète des sentiments affectifs, affaiblissement très accusé de l'intelligence.

Antécédents héréditaires *directs :* père très bizarre; mère débile mentale.

Antécédents héréditaires *collatéraux :* un frère mort dément précoce; deux oncles maternels débiles mentaux.

Antécédents personnels : nombreux excès alcooliques (en particulier absinthisme).

Stigmates physiques de dégénérescence : microcéphalie, asymétrie crânienne, implantation basse des cheveux, goître.

Observation VII. — M... (J.-N.), employé de commerce, célibataire.

Symptomatologie : incoordination des idées, verbigération enfantine, automatisme, idées niaises de richesse et de grandeur, altération des sentiments affectifs, affaiblissement intellectuel.

Antécédents héréditaires *collatéraux :* une sœur, démente précoce.

Antécédents personnels : entérite assez grave ayant duré cinq semaines et précédé son entrée à l'asile, insomnies fréquentes.

Stigmates physiques de dégénérescence : voûte palatine ogivale, implantation vicieuse des dents, oreilles sessiles.

Observation VIII. — C... (R.-L.-H.), vingt et un ans, serrurier, célibataire.

Symptomatologie : inertie psychique et physique, rires automatiques, affaiblissement intellectuel.

Antécédents héréditaires *collatéraux* : un frère aliéné.

Antécédents personnels : débilité physique (réformé au service militaire), alcoolisme.

Stigmates physiques de dégénérescence : asymétrie crânienne, malformation des oreilles.

Observation IX. — R... (M.-A.-L.), vingt-sept ans (début à vingt-cinq ans), sans profession, célibataire.

Symptomatologie : idées de persécution puériles et niaises, fugues, automatisme, abolition des sentiments affectifs, affaiblissement intellectuel.

Antécédents héréditaires *directs* : mère très nerveuse.

Antécédents héréditaires *collatéraux* : une sœur a eu des troubles cérébraux qui ont nécessité l'internement.

Antécédents personnels : débilité physique, caractère bizarre, surmenage à l'occasion d'un concours.

Stigmates physiques de dégénérescence : asymétrie faciale, microcéphalie, voûte palatine ogivale.

Observation X. — M..., (F.), vingt-huit ans (début à vingt-cinq ans), brossier, célibataire.

Symptomatologie : négativisme, inertie, indifférence affective, affaiblissement très marqué de l'intelligence.

Antécédents héréditaires *collatéraux :* une sœur a présenté à deux reprises des troubles cérébraux.

Antécédents personnels : a toujours eu un caractère sombre, violent, n'avait aucun respect pour ses parents qu'il injuriait fréquemment.

Stigmates physiques de dégénérescence : asymétrie crânienne, microcéphalie, malformations auriculaires.

Observation XI. — G... (L.-P.-E.-J.), vingt-quatre ans, boucher, célibataire.

Symptomatologie : inertie habituelle, indifférence, idées de persécution niaises, affaiblissement intellectuel.

Antécédents héréditaires *directs :* une grand'mère a eu une maladie mentale.

Antécédents héréditaires *collatéraux :* une sœur morte à vingt-huit ans d'une crise d'hystérie (?); un cousin germain est en traitement à l'asile depuis huit ans.

Antécédents personnels : induration du sommet du poumon droit.

Observation XII. — M... (R.), vingt ans, couturière, célibataire.

Symptomatogie : impulsions, négativisme, tendances aux fugues, inertie psychique et physique, attitudes catatoniques, affaiblissement intellectuel.

Antécédents héréditaires *directs :* mère très nerveuse.

Stigmates physiques de dégénérescence : on note seulement lobules des oreilles sessiles.

Observation XIII. — D... (M.-J.), trente-trois ans (début vers quinze ans); sans profession, célibataire.

Symptomatogloie : automatisme, négativisme, incohérence des idées, inertie, abolition des sentiments affectifs.

Antécédents héréditaires *directs* : mère débile mentale.

Antécédents héréditaires *collatéraux* : une sœur démente précoce, un frère mort à deux ans, de convulsions.

Stigmates physiques de dégénérescence ; voûte palatine ogivale.

Observation XIII *bis*. — D... (A.-A.), trente-quatre ans, sœur de la précédente.

Symptomatologie : inertie, abolition des sentiments affectifs, affaiblissement global de l'intelligence, gâtisme fréquent.

Antécédents héréditaires *directs* (voir observation précédente).

Antécédents héréditaires *collatéraux* (indiqués par l'observation précédente).

Stigmates physiques de dégénérescence : voûte palatine ogivale, malformation crânienne.

Note particulière : la maladie s'aggrava à l'occasion d'une émotion (mort subite du père), et nécessita l'internement.

Observation XIV. — M... (A.-M.), vingt-huit ans (début à vingt-cinq ans), sans profession, célibataire.

Symptomatologie : idées mégalomaniaques absurdes, puis rapidement inertie psychique et physique, attitude catatonique, négativisme, gâtisme, indifférence affective.

Antécédents héréditaires *directs* : mère très nerveuse, sujette à des crises périodiques, revenant surtout à l'occasion d'émotions.

Famille maternelle sujette aux maladies nerveuses.

Antécédents personnels : débilité physique. A toujours eu un caractère très bizarre, fuyant la société.

Observation XV. — P... (L.-E.), vingt et un ans, cultivateur, célibataire.

Symptomatologie : impulsions, automatisme, inertie, gâtisme, affaiblissement intellectuel avec perte des sentiments affectifs.

Antécédents héréditaires *directs :* mère très nerveuse et de famille tarée.

Antécédents héréditaires *collatéraux :* une grand'-tante et deux oncles maternels morts aliénés.

Observation XVI. — H... (E.), seize ans, bûcheron, célibataire.

Symptomatologie : idées puériles de grandeur, impulsions, incohérence, indifférence affective, onanisme, affaiblissement notable de l'intelligence.

Antécédents héréditaires *directs :* père *minus habens.*

Antécédents personnels : était d'une intelligence très médiocre. A fait depuis son entrée à l'asile de l'arthrite tuberculeuse du genou gauche et de la tuberculose pulmonaire.

Stigmates physiques de dégénérescence : asymétrie crânienne.

Observation XVII. — F... (L.), vingt-huit ans (début vers dix-huit ans), célibataire.

Symptomatologie : impulsions, négativisme, attitudes catatoniques, gâtisme, onanisme, perte des sentiments affectifs, affaiblissement intellectuel très marqué.

Antécédents héréditaires *directs :* père alcoolique, mère très nerveuse.

Antécédents héréditaires *collatéraux :* une sœur démente précoce, un grand-oncle paternel aliéné.

Antécédents personnels : surmenage à dix-huit ans, à l'occasion de la préparation du baccalauréat.

Observation XVII *bis.* — F..., sœur du précédent.

Antécédents héréditaires *directs* (Voir observation précédente).

Antécédents héréditaires *collatéraux* (indiqués par l'observation précédente).

Note particulière : les troubles mentaux débutèrent sous forme de confusion mentale à la suite d'une grippe à forme intestinale.

Observation XVIII. — M... (A.), dix-neuf ans, bachelier, célibataire.

Symptomatologie : impulsions, inertie psychique et physique, incohérence, gâtisme, perte des sentiments affectifs, affaiblissement intellectuel très marqué.

Antécédents héréditaires *directs :* mère internée.

Antécédents personnels : fièvre typhoïde à dix-huit ans.

Observation XIX. — W... (B.), vingt-huit ans, employé de commerce, marié.

Symptomatologie : impulsions, attitudes catatoniques, inertie psychique et physique, perte des sentiments affectifs, affaiblissement notable des facultés intellectuelles.

Antécédents héréditaires *directs :* mère aliénée (délire de persécution).

Antécédents héréditaires *collatéraux :* sœur aliénée (démente précoce), oncle maternel aliéné (délire de persécution).

Antécédents personnels : débilité physique, bronchite chronique (a eu des hémoptysies suspectes).

Observation XIX *bis.* — W... (F.), vingt-deux ans, sœur du précédent.

Antécédents héréditaires *directs* (Voir observation précédente).

Antécédents héréditaires *collatéraux* (indiqués par l'observation précédente).

Antécédents personnels : débilité physique (aspect juvénile).

Note particulière : les troubles mentaux débutèrent brusquement à la suite d'un surmenage (la malade est lauréate du conservatoire de Z...).

Observation XX. — V... (L.-A.), vingt-quatre ans, cultivateur, célibataire.

Symptomatologie : impulsions, inertie, mutisme, agitation fréquente, stéréotypies, négativisme, absence de sentiments affectifs, affaiblissement intellectuel rapide.

Antécédents héréditaires *directs* : grand-père maternel mort aliéné, père mort de méningite cérébro-spinale.

Antécédents héréditaires *collatéraux* : trois frères et sœur décédés de la même maladie.

Antécédents personnels : symptômes de dérangement cérébral à douze ans (voulait partir comme volontaire garibaldien en 1870). Excès alcooliques.

Observation XXI. — S... (F.), vingt et un ans, boulanger, célibataire.

Symptomatologie : automatisme, puérilités, onanisme, inertie psychique et physique, attitudes catatoniques, abolition des sentiments affectifs.

Antécédents héréditaires *collatéraux* : un oncle interné, un frère mort à un an de méningite tuberculeuse, un frère mort à vingt-trois ans de tuberculose pulmonaire.

Antécédents personnels : onanisme depuis l'âge de onze ans; a toujours été très timoré, très violent, nombreux excès vénériens, alcoolisme (buvait la goutte tous les matins, plusieurs apéritifs, en particulier de l'absinthe).

Stigmates physiques de dégénérescence : asymétrie

de la face, malformation des oreilles, implantation basse des cheveux, dentition irrégulière.

Observation XXII. — M... (E.), vingt-cinq ans, ouvrier d'usine, marié.

Symptomatologie : idées mégalomaniaques absurdes, incohérence des propos, impulsions, automatisme, indifférence, désorientation; puis, rapidement : mutisme, gâtisme, onanisme, abolition des sentiments affectifs, affaiblissement global des facultés intellectuelles.

Antécédents héréditaires *directs :* père alcoolique.

Observation XXIII. — H... (C.-G.), vingt et un ans, vigneron, célibataire.

Symptomatologie : puérilités, inertie, agitations fréquentes, impulsions, incohérence des propos, abolition des sentiments affectifs, affaiblissement intellectuel.

Antécédents héréditaires *directs :* père alcoolique.

Antécédents personnels : a toujours eu une intelligence médiocre. Excès alcooliques.

Stigmates physiques de dégénérescence : asymétrie faciale, malformation des oreilles.

Observation XXIV. — V... (G.-E.), vingt-six ans, tisserand, célibataire.

Symptomatologie : idées mégalomaniaques absurdes, impulsions, incohérence des propos et des actes, agitation; puis rapidement : affaiblissement intellectuel, stéréotypies d'attitudes.

Antécédents héréditaires *collatéraux :* un frère aliéné.

Antécédents personnels : ce malade a toujours eu une intelligence médiocre; il a présenté à diverses reprises des troubles cérébraux.

Stigmates physiques de dégénérescence : asymétrie crânienne, voûte palatine ogivale.

Note particulière : la maladie a paru débuter à l'occasion du décès de la mère du malade.

Observation XXV. — R... (J.-J.), vingt-quatre ans, manœuvre, célibataire.

Symptomatologie : délire incohérent, idées niaises de persécution, de grandeur, de culpabilité, abolition des sentiments affectifs, affaiblissement intellectuel très marqué.

Antécédents héréditaires *directs :* la mère se livre à la prostitution.

Antécédents personnels : intelligence très médiocre; est resté illettré; débilité physique.

Observation XXVI. — G... (M.-M.-A.), vingt-deux ans, sans profession, célibataire.

Symptomatologie : au début, excitation maniaque, impulsions, incohérence, idées vagues de persécution; rapide affaiblissement intellectuel avec perte des sentiments affectifs. Actuellement démence complète.

Antécédents héréditaires *directs :* père très nerveux; fait quelquefois des excès alcooliques; mère nerveuse, émotive.

Antécédents personnels : a eu des crises nerveuses avec impulsions à la violence; maux de tête fréquents.

Observation XXVII. — J... (M.-F.-R.), vingt-quatre ans, sans profession, célibataire.

Symptomatologie : agitation, incohérence, puérilités, perte des sentiments affectifs, affaiblissement intellectuel notable.

Antécédents héréditaires *directs* : mère aliénée.

Note particulière : a fait un premier séjour à la puberté.

Observation XXVIII. — M... (S.-A.), dix-huit ans, sans profession, célibataire.

Symptomatologie : automatisme, mutisme, négativisme, inertie, abolition des sentiments affectifs, affaiblissement global des facultés intellectuelles.

Antécédents héréditaires *directs* : mère internée à l'asile (délire systématisé progressif); père alcoolique.

Antécédents personnels : débilité physique.

Stigmates physiques de dégénérescence : asymétrie faciale, lobules des oreilles sessiles.

Observation XXIX. — H... (E.), vingt-six ans (le début remonte à plusieurs années), journalier, célibataire.

Symptomatologie : idées mégalomaniaques absurdes, agitation intermittente, affaiblissement intellectuel notable.

Antécédents personnels : à quatre mois, convulsions;

ne sut parler qu'à six ans; condamné pour vol avec effraction pendant son service militaire. Les troubles cérébraux se déclarèrent très rapidement sous forme d'idées de grandeur, puis d'affaiblissement intellectuel, avec apathie; indifférence, impulsivité. Le diagnostic démence précoce fut déjà porté dans un asile allemand où le malade avait été interné avant son arrivée à Maréville.

Stigmates physiques de dégénérescence : microcéphalie, malformation des oreilles.

Observation XXX. — G... (C.-E.), vingt-deux ans, cultivateur, célibataire.

Symptomatologie : divagations ambitieuses niaises, incohérence des propos, désorientation, affaiblissement intellectuel très marqué. A signaler dans l'hérédité collatérale, trois frères et sœur morts très jeunes.

Antécédents personnels : excès alcooliques (vin, alcool).

Stigmates physiques de dégénérescence : asymétrie crânienne, microcéphalie.

Observation XXXI. — T... (M.-A.), dix-neuf ans, employé de chemin de fer, célibataire.

Symptomatologie : incohérence, actes puérils, instabilité, gâtisme.

Stigmates physiques de dégénérescence : asymétrie de la face, implantation basse des cheveux.

Note particulière : mère morte vers trente ans de phtisie galopante.

Observation XXXII. — P... (I.-J.), vingt-huit ans, tisserand, célibataire.

Symptomatologie : incohérence des propos, impulsions, désorientation, indifférence affective, affaiblissement intellectuel.

Stigmates physiques de dégénérescence : microcéphalie avec front fuyant, oreilles asymétriques et mal formées.

Observation XXXIII. — H... (E.-G.), vingt-trois ans, manœuvre, célibataire.

Symptomatologie : idées niaises de satisfaction, rires automatiques, incohérence, affaiblissement intellectuel.

Stigmates physiques de dégénérescence : asymétrie crânienne, microcéphalie, implantation asymétrique des oreilles.

Antécédents personnels : a déserté à vingt-deux ans; vagabondage; débilité mentale.

Observation XXXIV. — M... (E.-E.), vingt-cinq ans, charcutier, célibataire.

Symptomatologie : délire onirique, incohérence, négativisme, altération des sentiments affectifs et de la mémoire, affaiblissement intellectuel marqué.

Antécédents personnels : a toujours eu un caractère bizarre; manque de sentiments affectifs; aucun goût pour le travail; manque de suite dans les idées (a essayé plusieurs métiers sans s'y intéresser).

A signaler dans l'hérédité collatérale, un frère mort rachitique à seize ans et demi.

Note particulière : les troubles mentaux sont apparus à la puberté.

Observation XXXV. — S... (E.), vingt et un ans, célibataire.

Symptomatologie : inertie, indifférence, négativisme, mutisme, altération profonde des sentiments affectifs, affaiblissement intellectuel global.

Stigmates physiques de dégénérescence : asymétrie faciale, implantation défectueuse des dents, voûte palatine ogivale.

Observation XXXVI. — M... (M.-E.-C.), vingt-huit ans (début à vingt-quatre ans), sans profession, célibataire.

Symptomatologie : incoordination des idées, automatisme, négativisme, altération profonde des sentiments affectifs, diminution intellectuelle très nette.

Antécédents personnels : a toujours été très impressionnable.

A signaler à l'origine des troubles mentaux du surmenage physique et un choc moral (la malade fut très impressionnée par la mort presque subite d'une personne chez laquelle elle était employée); tics de la face.

Observation XXXVII. — F... (C.-M.-M.), vingt-quatre ans (début à vingt-deux ans), couturière, célibataire.

Symptomatologie : automatisme, vociférations stéréotypées, fugues impulsives, instabilité, puérilités, altération profonde des sentiments affectifs, affaiblissement très marqué de l'intelligence.

Stigmates physiques de dégénérescence : voûte palatine ogivale, prognathisme dentaire supérieur, lobules des oreilles sessiles.

Observation XXXVIII. — B... (J.), vingt-cinq ans, domestique, célibataire.

Symptomatologie : lenteur des conceptions, faible activité physique et psychique, indifférence (on notait à l'entrée l'existence d'un délire polymorphe, avec idées vagues de culpabilité, craintes imaginaires, etc.).

Antécédents personnels : débilité physique.

Stigmates physiques de dégénérescence : asymétrie faciale, front bombé.

Observation XXXIX. — J... (C.), vingt ans, sans profession, célibataire.

Symptomatologie : idées délirantes polymorphes, agitation intermittente, instabilité, incohérence, gestes désordonnés, affaiblissement intellectuel.

Stigmates physiques de dégénérescence : voûte palatine ogivale, implantation basse des cheveux, asymétrie crânienne.

Observation XL. — D... (C.), vingt-cinq ans, employé de commerce, célibataire.

Symptomatologie : à l'entrée, inertie, gâtisme, mutisme ; cet état est resté longtemps stationnaire ; le malade avait une vie purement végétative. Actuellement (seize ans après son entrée), le malade a l'aspect d'un imbécile; il est puéril, inconscient.

Antécédents personnels : a toujours été d'une intelligence très médiocre.

Note particulière : à signaler une déception amoureuse, à la suite de laquelle le jeune homme fit des excès alcooliques (absinthe). L'internement eut lieu six mois après.

Observation XLI. — G... (A.), tisserand, célibataire, vingt ans.

Symptomatologie : à l'entrée, inertie, mutisme, puis agitation violente. Cet état évolua rapidement vers la démence.

Antécédents personnels : a toujours eu une intelligence très bornée.

Stigmates physiques de dégénérescence : bec-de-lièvre.

Observation XLII. — V... (H.), dix-sept ans, vigneron, célibataire.

Symptomatologie : à l'entrée, mutisme, rires automatiques, indifférence, abolition des sentiments affectifs; évolution rapide vers la démence.

Antécédents personnels : a toujours été d'une intelligence très médiocre.

Observation XLIII. — S... (M.-E.), vingt-deux ans, employé de commerce, célibataire.

Symptomatologie : inertie, passivité, gâtisme, indifférence, impulsions; évolution rapide vers la démence.

Antécédents personnels : a toujours eu un caractère sombre, fermé.

Stigmates physiques de dégénérescence : tête petite, malformation des oreilles.

Note particulière : père mort à trente et un ans, laryngite tuberculeuse.

Observation XLIV. — O... (C.-J.), vingt et un ans, tisserand, célibataire.

Symptomatologie : hébétude, dépression, indifférence, inertie, onanisme habituel, affaiblissement très net des facultés intellectuelles.

Antécédents personnels : excès alcooliques nombreux. Se livrait à la masturbation.

Pour ne pas allonger inutilement ce travail, nous nous contenterons, dans les vingt dernières observations, de signaler les tares psychiques et physiques des malades, sans indiquer la symptomatologie; une note particulière contiendra, entre autres renseignements utiles, les indications de symptômes quand ceux-ci présenteront quelque intérêt.

Observation XLV. — C..., début à dix-huit ans par de la confusion mentale, du mutisme; entrée à vingt ans.

Antécédents héréditaires *directs* : mère décédée à l'asile.

Note particulière : malade décédée à cinquante ans d'entérite bacillaire.

Observation XLVI. — K... (M.), vingt ans.

Antécédents héréditaires *directs* : grand-père paternel (décédé à Maréville).

Antécédents héréditaires *collatéraux* : tante paternelle (a été traitée pendant quatre ans pour un accès de mélancolie).

Antécédents personnels : constitution chétive, aspect enfantin, caractère antérieur irritable, inégal; esprit peu pratique, tendances artistiques très développées.

Note particulière : première atteinte à dix-sept ans; excitation intermittente avec recrudescence au moment des époques. — Deux tantes paternelles décédées de tuberculose; père atteint de tuberculose osseuse.

Observation XLVII. — P...

Antécédents héréditaires *collatéraux* : un frère aliéné.

Note particulière : début à vingt-neuf ans, à la suite d'un accouchement; crises hystériformes à la puberté.

Observation XLVIII. — V...

Antécédents personnels : très intelligente, mais mystique et déséquilibrée.

Constitution chétive.

Stigmates physiques de dégénérescence : asymétrie faciale et auriculaire.

Note particulière : les troubles mentaux débutèrent à dix-huit ans par des obsessions, des scrupules, de la folie du toucher; la maladie évolua rapidement vers la démence.

Observation XLIX. — D..., vingt-deux ans.

Antécédents héréditaires *directs :* sénilité des parents; mère débile mentale.

Antécédents héréditaires *collatéraux:* un oncle aliéné.

Antécédents personnels : débilité mentale.

Note particulière : les troubles débutèrent par de la confusion mentale, des idées délirantes, polymorphes, et aboutirent rapidement à la démence.

Observation L. — V...

Antécédents héréditaires *directs :* grand-père paternel eut deux attaques de *delirium tremens.*

Antécédents héréditaires *collatéraux :* une sœur très débile; une sœur déséquilibrée (après avoir fait du mysticisme, se livre actuellement à la prostitution); un cousin germain mort d'une attaque de *delirium tremens.*

Antécédents personnels : était intelligent, a toujours été très instable, fugueur. Engagé à dix-huit ans, nombreuses punitions, excès alcooliques, onanisme habituel.

Note particulière : les troubles mentaux débutèrent à vingt-deux ans, par des idées tristes, du refus d'alimentation, des fugues. Actuellement, le malade présente des impulsions, du mutisme et de l'affaiblissement intellectuel très marqué.

Observation LI. — B... (V.), vingt-six ans (début à dix-neuf ans).

Antécédents héréditaires *directs :* père alcoolique; mère bizarre, hypocondriaque.

Antécédents personnels : caractère inégal, violent.

Stigmates physiques de dégénérescence : asymétrie faciale et auriculaire.

Note particulière : les troubles mentaux débutèrent à la suite d'un accouchement et durèrent plusieurs mois. Recrudescence à la suite d'un deuxième accouchement; puis évolution vers la démence.

La malade décéda, à trente ans, de grippe intestinale.

Observation LII. — P..., début à vingt-cinq ans.

Antécédents héréditaires *directs :* parents simples, sans tares connues.

Antécédents personnels : débilité mentale.

Stigmates physiques de dégénérescence : blésité, prognathisme, voûte palatine ogivale.

Note particulière : début des troubles mentaux à la suite d'une grippe; six mois d'internement; rechute, puis démence. Décès, à trente-neuf ans, de granulie.

Observation LIII. — H... (O.), vingt-deux ans.

Antécédents personnels : très intelligente, mais sujette à des crises hystériques.

Stigmates physiques de dégénérescence : macrocéphalie, coïncidant avec une constitution chétive.

Note particulière : début attribué à un goitre devenu très volumineux. Décès, à quarante-cinq ans, d'œdème pulmonaire.

Observation LIV. — H... (E.), vingt-deux ans (début à dix-neuf ans).

Antécédents héréditaires *collatéraux* : une sœur a présenté les mêmes troubles de début à la même époque et est décédée.

Observation LV. — G..., début à vingt-neuf ans.

Antécédents héréditaires *collatéraux* : un oncle a eu des troubles mentaux.

Observation LVI. — G... (L.), début, à vingt ans, par des idées délirantes polymorphes; puis évolution rapide vers la démence.

Antécédents héréditaires *directs* : grands-parents débiles.

Antécédents héréditaires *collatéraux*: un oncle aliéné.

Note particulière : causes invoquées : chagrins, mariage manqué.

Observation LVII. — F..., début à vingt-huit ans; délire onirique à caractère toxique; évolution rapide vers la démence.

Antécédents héréditaires *directs* : grand-père et père buveurs.

Observation LVIII. — B..., début à vingt-six ans.

Antécédents héréditaires *directs* : mère atteinte de mélancolie chronique; père nerveux, instable.

Antécédents personnels : malade intelligente, instruite, mais sujette à des crises hystériques à l'occasion d'ennuis ; débilité physique. Décédée, à trente-cinq ans, de tuberculose.

Observation LIX. — A..., début à trente ans, à la suite d'un accouchement pénible.

Antécédents personnels : débilité physique, aspect infantile.

Observation LX. — B..., trente ans.

Antécédents héréditaires *directs :* père mort ivrogne d'hémiplégie cérébrale.

Antécédents héréditaires *collatéraux :* deux sœurs prostituées, sujettes à des crises nerveuses.

Note particulière : début à la puberté, avec anémie et lassitude. Syphilis à dix-huit ans.

Observation LXI. — C..., vingt-cinq ans.

Début par confusion mentale, à dix-huit ans.

Antécédents personnels : vie vagabonde, intelligence faible, prostitution, syphilis à dix-sept ans.

DÉBILES AYANT SOMBRÉ A LA PUBERTÉ

Observation LXII. — J..., débile illettré.

Symptomatologie : à dix-sept ans, turbulence, impulsions à la violence, excitation, puis évolution très rapide vers la démence.

Note particulière : décès, à dix-huit ans, de tuberculose.

Observation LXIII. — D..., débile illettré.

Bégaiement; début à dix-huit ans, par la perte de l'affectivité; des fugues, démence rapide.

Note particulière : décès, à vingt-six ans, de tuberculose.

Observation LXIV. — S..., vingt-cinq ans.

Antécédents héréditaires *directs :* père alcoolique.

Antécédents héréditaires *collatéraux :* une sœur, décédée, atteinte de folie hystérique; une tante maternelle sujette à des troubles mentaux à l'occasion des règles.

Antécédents personnels : intelligence très médiocre. A quatorze ans, crises épileptiformes; fugues, troubles mentaux au moment des époques.

De l'examen de nos soixante-sept observations (en y comprenant les observations XIII, XVII et XIX *bis*), il résulte que, dans quarante cas, on relève une hérédité notoire, mais d'importance variable. Dix-neuf de nos malades présentent une tare héréditaire lourde, puisqu'il existe chez eux de l'hérédité directe et collatérale.

L'hérédité est directe, mais non collatérale chez dix-sept autres.

Enfin, nous trouvons seulement de l'hérédité collatérale chez huit déments précoces.

Restent vingt-trois malades dont l'observation ne signale aucune tare héréditaire; mais dans douze cas, on note des antécédents personnels, soit avec stigmates :

sept cas (Obs. XIX, XXXIII, XLI, XLIII, XLVIII, LII, LIII), soit sans stigmates : cinq cas (Obs. XXXIV, XXXVI, XL, XLII, LXI). Dans huit cas, nous pouvons soupçonner la tare héréditaire en raison de l'existence de stigmates physiques de dégénérescence souvent très marqués (Observ. XXX, XXXI, XXXII, XXXV, XXXVII, XXXVIII, XXXIX, XLIV). Les trois derniers cas (Observ. LIX, LXII, LXIII) présentent des particularités intéressantes : deux malades (Observ. LXII et LXIII) étaient des débiles très inférieurs qui ont sombré à la puberté et ont fait très rapidement de la démence : le premier est mort de tuberculose un an après son internement; le deuxième, mort aussi de tuberculose à vingt-six ans, présentait la même évolution rapide vers la démence. A signaler, dans l'observation LIX, le début de la maladie à trente ans, à la suite d'un accouchement pénible. Nous avons cru devoir réserver cette observation qui nous a paru remarquable à certains égards : la malade, en effet, est une débile physique qui présente un véritable arrêt de développement et a conservé un aspect infantile. Nous aurons l'occasion d'indiquer d'autres cas identiques, mais où nous avons relevé de l'hérédité.

Il nous a semblé intéressant de spécifier la nature de la tare héréditaire directe.

La tare vésanique, ou aliénation mentale des ascendants, existe chez dix-huit malades.

L'observation des dix-huit autres indique une tare alcoolique et névropathique, mais il nous paraît important de signaler que la dégénérescence, en dehors de cette tare alcoolique ou névropathique, est soulignée dans ces cas, soit par l'existence d'hérédité collatérale, soit par l'existence d'antécédents psychiques personnels. En effet, chez huit de ces malades, l'hérédité collatérale est notée; chez six autres, les antécédents personnels affirment la tare originelle. Pour quatre seulement, la dégénérescence ne paraît reconnaître comme cause unique que l'alcoolisme (Observ. IV et LVII), ou la névropathie (Observ. II et XII) des parents.

Un simple aperçu de nos observations permet de remarquer la fréquence des intoxications et des infections à l'origine des troubles mentaux. Nous avons cru bon de mettre en relief les différents complexus étiologiques, psychiques et physiques que nous avons relevés dans nos observations. Nous passerons donc en revue les causes le plus souvent invoquées, qu'il s'agisse d'intoxication, d'infection, de surmenage, d'onanisme, etc...

Nos observations signalent, au début de la maladie, l'alcoolisme dans dix cas.

La tuberculose avérée du malade est relevée dans huit cas (cinq des malades sont décédés).

L'onanisme n'a été signalé que dans trois cas; mais il est fort probable que cette rareté provient du manque de renseignements.

Nous relevons, comme maladies physiques autres que la tuberculose : chez un de nos malades, une entérite grave (Observ. VII); chez un autre malade une fièvre typhoïde (Observ. XVIII); deux infections puerpérales (Observ. LI et LXVII); deux goîtres (Observ. VI et LIII). A noter que, chez tous ces malades, la tare héréditaire existe.

Le surmenage n'est observé que dans cinq cas (Observ. IX, XVII, XIX *bis*, XXXVI et XLVI). Dans ces cinq cas, nous remarquons une lourde tare.

La débilité physique est manifeste dans quatorze cas. Nous nous en occuperons d'une façon plus précise dans notre quatrième chapitre où nous étudierons également l'importance de l'âge.

CHAPITRE IV

Nous avons constaté dans le chapitre précédent l'existence de tares héréditaires chez quarante-quatre malades, soit une proportion de 65% ; l'hérédité est probable dans vingt autres cas, soit une proportion de 29,9 %.

Si, maintenant, nous rappelons les divers facteurs étiologiques physiques : dans dix cas, l'*alcoolisme* existe à l'origine des troubles mentaux. Quelle valeur devons-nous attribuer à cette intoxication dans la genèse de la maladie ? Sur quel terrain psychique cette cause physique a-t-elle agi ?

Nos observations montrent que trois malades sont des dégénérés avec hérédité directe et collatérale (Observ. VI, XX et L) ; deux sont des dégénérés avec tare simplement directe (Observ. IV et XXIII) ; deux sont des dégénérés avec tare simplement collatérale (Observ. VIII et XXI) ; chez les trois autres, la tare héréditaire est rendue probable par l'existence de stigmates physiques importants dans deux cas (Observ. XXX et XLIV), et dans un autre cas (Observ. XL), par l'existence d'antécédents personnels psychiques.

Chez huit malades, la *tuberculose* figure comme circonstance étiologique possible ; l'hérédité directe et collatérale existe dans deux cas (Observ. XI et XIX) ; dans trois autres cas, l'hérédité est simplement directe (Observ. XVI, XLV et LVIII); chez les trois autres existent des antécédents personnels psychiques (Observ. LII, LXII et LXIII), surtout marqués chez les deux derniers.

L'onanisme, assez fréquemment invoqué, n'est affirmé que dans trois observations (Observ. II, XXI et XLIV). L'un des malades (Observ. II) a une tare héréditaire directe; chez l'autre, on note de l'hérédité collatérale (à signaler aussi un frère mort tuberculeux). Le troisième est porteur de stigmates et a fait de nombreux excès alcooliques.

Le *surmenage,* auquel Christian attache une importance considérable, a paru agir comme cause occasionnelle chez cinq malades (Observ. IX, XVII, XIX *bis,* XXXVI et XLVI). Il est remarquable que la tare héréditaire est très accusée chez quatre de ces malades; seul le malade de l'observation XXXVI n'a que des antécédents personnels psychiques assez faibles; il s'agit simplement d'une malade qui a toujours été impressionnable, et nous devons signaler une autre circonstance qui a paru influer sur le développement de la maladie; en effet, les troubles mentaux débutèrent à la suite d'une émotion violente

La *débilité physique* existe chez quatorze malades. Chez l'un d'eux, cette débilité coïncide avec un caractère très bizarre; ce malade est fils d'alcoolique (Observ. III); dans l'observation VIII, la débilité physique s'accompagne d'alcoolisme du malade et d'hérédité collatérale; nous retrouvons l'hérédité collatérale signalée chez le malade de l'observation IX; à noter en outre du surmenage. Dans l'observation XIV, il y a hérédité névropathique et antécédents psychiques du malade. Les observations XIX et XIX *bis* (frère et sœur) affirment une lourde tare héréditaire. Le malade de l'observation XXV est en même temps qu'un débile physique un véritable débile mental. L'hérédité alcoolique et vésanique directe se rencontre dans l'observation XXVIII. On ne signale dans l'observation XXXVIII que quelques stigmates de dégénérescence. Les antécédents psychiques existent, en plus, dans les observations XLVIII et LIII. L'observation LVIII indique une hérédité vésanique directe et névropathique collatérale et des antécédents personnels psychiques; en outre, la malade dont il s'agit est morte de tuberculose à trente-cinq ans. Enfin, dans les deux autres cas (Observ. XLVI et LIX), la débilité physique revêt la forme d'un véritable arrêt de développement et coïncide, chez une malade (Observ. XLVI), avec une lourde tare héréditaire.

Notons encore, comme cause occasionnelle parfois rencontrée, les *émotions* que nous trouvons à l'origine des troubles mentaux dans trois observations. Nous devons ajouter qu'il s'agit de trois malades avec tares héréditaires; nous remarquons, en effet, une hérédité double, directe et collatérale dans les observations XIII *bis* et LVI, et de l'hérédité collatérale avec antécédents personnels psychiques dans l'observation XXIV.

Il nous reste à mentionner l'*âge*. Chez dix-sept malades, soit 25,3%, la maladie a débuté entre quinze et vingt ans; chez vingt-cinq, soit 37,3%, la maladie a débuté entre vingt et vingt-cinq ans; chez vingt-trois, soit 34,3%, la maladie a débuté entre vingt-cinq et trente ans; deux seulement de nos malades, soit 2,9%, avaient entre trente et trente-cinq ans.

Nous constaterons la grande fréquence de la maladie entre vingt et trente ans (71% des cas), et surtout entre vingt et vingt-cinq ans.

Nous venons de passer minutieusement en revue les différentes circonstances psychiques et physiques qui peuvent être incriminées dans l'étiologie de ces affaiblissements intellectuels prématurés se terminant rapidement par la démence.

Les conclusions que nous pouvons tirer de l'examen des soixante-sept cas observés sont en opposition absolue avec la théorie qui nie l'influence de l'hérédité sur le développement de ces psychoses à évolution démentielle rapide.

Pour certains auteurs, cette déchéance prématurée de l'intelligence reste l'apanage de jeunes gens n'ayant jamais présenté antérieurement aucun symptôme de faiblesse psychique : « Les jeunes gens voués à la démence précoce hébéphrénique, dit Christian, sont parmi ceux qui, dès leurs premières années, n'ont jamais présenté aucun signe quelconque de trouble moral ou d'anomalie intellectuelle. »

L'existence de stigmates de dégénérescence est niée d'une façon presque absolue par Meeus. « Les stigmates physiques et psychiques de dégénérescence sont excessivement rares. » L'auteur ne signale une hérédité nerveuse quelconque que sept fois sur quarante malades; il s'agit pour lui d'un trouble de la nutrition nerveuse : « Peut-être existe-t-il chez eux un trouble de la nutrition nerveuse occasionné soit par l'insuffisance d'une glande à sécrétion interne, soit par une intoxication exo- ou endogène. Ce qui me confirme dans cette hypothèse, c'est l'aspect anémique, la teinte terreuse que présentent ces malades à l'origine de la maladie, et parfois même dans tout le cours de leur existence. » Plus loin, l'auteur ajoute : « Je ne suis pas même éloigné de croire que la démence ne soit absolument primaire et n'existe dès le début de la maladie comme dans la démence paralytique. » Meeus fait de la démence précoce une affection constitutionnelle.

Christian, tout en admettant une certaine prédisposition psychique, accorde une importance capitale à certaines causes physiques débilitantes. « Nous sommes obligés d'admettre un grand nombre de causes différentes dont l'action même ne s'explique pas sans cette autre inconnue qui est la prédisposition. » « Quant à moi, je suis porté à croire que, lorsque la démence précoce survient chez un individu réellement dégénéré, ce n'est qu'un accident fortuit, et non pas le résultat direct de la dégénérescence. » «Je crois que les causes physiques jouent un rôle important. Ces causes physiques sont d'apparences très diverses, mais elles ont un caractère commun : elles sont débilitantes, elles affaiblissent, elles épuisent le système nerveux. » « Nous pouvons donc admettre que les jeunes gens qui sombrent dans la démence avaient apporté en naissant un capital insuffisant. Mais, avec ce capital insuffisant, auraient-ils fait faillite si des causes débilitantes accidentelles, que j'ai groupées sous le terme générique de surmenage, n'étaient venues agir à l'époque de la puberté? Je ne le pense pas; je reste persuadé que la démence précoce rentre dans les psychoses par épuisement de Binswanger. C'est dans les causes débilitantes qu'est l'origine réelle de la démence précoce. »

Roubinowitch divise les causes en *prédisposantes* et *occasionnelles*. Les causes prédisposantes sont, d'une part, l'âge (la démence précoce est une psychose de l'adolescence); d'autre part, l'hérédité, qui se rencontre habituellement. Cet auteur admet la fréquence des stigmates physiques de dégénérescence. Il rencontre des malformations accumulées chez 90% de ses malades, il ne note d'infériorité intellectuelle que dans 25% des cas. L'hérédité psychopatique n'existe chez ses malades que dans 13% des cas; par contre, dans 50 % des cas, il relève une tare héréditaire physique, la tuberculose. Il en arrive à préciser ainsi la nature et l'origine de la dégénérescence chez les déments précoces : « La doctrine de Morel et de Magnan domine évidemment toute l'histoire de la démence précoce, il importe seulement de préciser cette doctrine, de la matérialiser. La notion de la vulnérabilité cérébrale hérédo-tuberculeuse, qui se dégage de notre enquête sur la démence précoce, arrive justement à matérialiser d'une façon précise une partie de la belle conception pathogénique de ces deux grands maîtres de la psychiâtrie.

Doutrebente fait entrer dans l'entité morbide de Kræpelin deux types essentiels : 1° les psychoses survenant à la puberté aux environs de la vingtième année, qui sont caractérisées par un déclin rapide des facultés intellectuelles et ne paraissent avoir été provoquées par aucun autre processus pathogénique que l'évolution pubérale; 2° les psychoses qui débutent à la suite d'accidents toxiques ou infectieux et évoluent sous la forme d'une confusion mentale aiguë avec phénomènes de stupeur aboutissant ensuite au syndrome catatonique.

Pour Régis, il s'agirait ici d'une psychose toxique, et l'on pourrait observer tous les intermédiaires entre les formes transitoires de confusion mentale aiguë d'origine toxique ou infectieuse, facilement curables, et la démence précoce, qui ne serait, en somme, qu'une démence post-confusionnelle.

Claude et Rose, qui rappellent ces théories de Doutrebente et de Régis, rattachent divers troubles psychiques ou physiques de la démence précoce aux lésions encéphaliques ou, plus exactement, méningo-encéphaliques, décelées au microscope. A propos d'un cas de démence précoce toxi-infectieuse, ces auteurs déclarent : « Ces expressions symptomatiques n'étaient nullement sous la dépendance d'un processus exclusivement psychique, mais étaient l'expression d'un trouble fonctionnel de la corticalité cérébrale, irritation ou dégénération des neurones d'association, provoquées par des lésions méningo-encéphaliques. » Claude et Rose estiment que, très souvent, la cause toxi-infectieuse est de nature tuberculeuse, et ils concluent : « Ainsi, le syndrome de Kræpelin pourra être l'expression, tantôt d'une psychose constitutionnelle caractérisée réellement par la démence rapide et précoce, tantôt d'une psychose d'origine toxi-infectieuse, le plus souvent tuberculeuse, ayant les mêmes manifestations symptomatiques, mais n'aboutissant pas inévitablement à la démence, ou ne causant parfois qu'un état démentiel transitoire. »

Klippel et Lhermitte, tout en admettant l'influence de l'hérédité dans la genèse de la démence précoce, insistent sur le rôle essentiel des lésions cérébrales; ils leur attribuent un rôle primordial, nécessaire : « La lésion du tissu neuro-épithélial reste le fait primordial et nécessaire pour que la démence survienne et évolue. » Ils n'accordent aux malformations physiques qu'une valeur toute relative : elles soulignent simplement la vulnérabilité du système nerveux. Ils établissent une distinction absolue entre les différentes lésions du cerveau du dément précoce. « Certaines lésions sont fondamentales et nécessaires, car elles conditionnent l'apparition du syndrome démence; ce sont : l'athrophie régressive des cellules nerveuses des couches profondes de l'écorce, et la disparition des prolongements qu'assurent les connexions des neurones entre eux; d'autres nous ont paru constantes : les proliférations de la névroglie autour des éléments nerveux en voie de désagrégation progressive. » Plus loin, ces auteurs mettent en relief l'importance de cette base anotomo-pathologique. « La conception de la démence précoce par la lésion du seul tissu neuro-épithélial permet d'établir une classification nosographique plus précise que celle qui se base sur l'examen clinique seul. »

Nous croyons devoir signaler ici les lésions signalées par ces auteurs comme spécifiques de la démence précoce. Contrairement à l'opinion de Claude et Rose qui, tout en admettant l'existence d'une démence précoce avec lésions purement neuro-épithéliales, relatent des observations de démence précoce d'origine toxi-infectieuse, avec lésions méningo-vasculaires, Klippel et Lhermitte ne reconnaissent qu'une seule lésion vraiment spécifique : la lésion du tissu neuro-épithélial. Pour eux, il n'existe jamais d'altération, ni des méninges, ni des vaisseaux, mais des altérations des cellules nerveuses et névrogliques. Les cellules nerveuses diminuent de volume au niveau des couches profondes et de la zone des grandes cellules pyramidales; les cellules atrophiées présentent des modifications importantes : « Abrasion des prolongements protoplasmiques, chromatolyse avec excentration du noyau, parfois sa disparition, pigmentation, état granuleux et raréfaction des neurofibrilles intraprotoplasmiques. » Ces aliénistes signalent en même temps une multiplication de la névroglie autour des éléments nerveux atrophiés. Ils mettent en évidence les lieux d'élection de ces lésions : les lésions corticales sont surtout accusées au lobe frontal et au lobe occipital; en outre, ces lésions sont prépondérantes au niveau de la couche des cellules fusiformes et vont en s'atténuant jusqu'à la couche des petites cellules pyramidales.

Nous venons d'exposer diverses théories étiologiques qui, d'une façon générale, admettent à la fois l'existence de causes psychiques et physiques, en attribuant à chacune d'elles une importance variable avec les auteurs. Nous allons maintenant examiner les opinions des auteurs qui accordent une importance prépondérante à la tare héréditaire dans l'étiologie des démences précoces.

Rappelons la citation de Morel : « C'est chez les enfants d'alcooliques, d'aliénés, que l'on observe cet arrêt prématuré des facultés qui n'est que le dernier terme d'une évolution fatale dont l'adolescent avait apporté le germe en naissant. »

Pour Hecker, c'est dès l'enfance déjà qu'on peut noter une certaine faiblesse psychique, une mollesse et une inaptitude au travail intellectuel, bien que ces défauts n'excluent pas la possibilité d'un développement et n'aient pas forcément pour résultat que l'enfant soit de beaucoup plus arriéré que ses camarades : « La plupart du temps, nous avons affaire à des individus qui sont des arriérés psychiques ou physiques. »

De même, Wladimir Serbsky dit : « On note assez souvent chez ces individus une conformation anormale du crâne, des traumatismes à la tête, un abus de la masturbation. » Il ajoute, plus loin : « Il est incontestable que, dans un grand nombre de cas, la prédisposition héréditaire joue un rôle des plus importants. »

Vigouroux et Naudascher, de l'examen de cinquante cas de démence précoce, tirent les conclusions suivantes : « La démence précoce se développe surtout chez les dégénérés héréditaires lourdement tarés. » — « Assez fréquemment, on note de l'intoxication ou de la toxi-infection survenant au moment de la puberté (typhoïde, syphilis, rhumatisme, tuberculose, alcoolisme). »

Nous avons fait remarquer dans notre historique étiologique l'importance attribuée par Kræpelin à l'âge du malade; rappelons aussi la théorie toute spéciale de Sérieux, qui fait de la démence précoce une psychose « de la vie génitale », l'étiologie de l'affection serait en rapport très étroit avec les diverses phases de l'évolution génitale.

Notre maître, M. le Dr Pâris, médecin-chef à l'asile de Maréville, voit dans l'étiologie de la démence précoce deux facteurs principaux : d'une part, un cerveau ayant une constitution originelle relativement fragile (*locus minoris resistentiæ* du sujet); d'autre part, l'influence d'excitences qui vieillissent avant l'âge les centres nerveux faiblement constitués par suite d'une tare originelle, que ces excitences résultent d'un surcroît de travail (surmenage cérébral), d'une plus grande activité de glandes à sécrétion interne ou d'une association.

« Il semble, dit-il, que le cerveau a donné, en quinze ou dix-huit ans, par exemple, tout le travail, toute l'activité psychogène latente dont il avait été originellement doté, qu'il est épuisé comme organe psychogénique; il semble, en d'autres termes, que cette déchéance intellectuelle générale et rapide, désignée sous la dénomination *démence précoce* ou *démence juvénile*, est le résultat d'excitences trop intenses sur un organisme nerveux trop fragilement constitué; à la puberté, les glandes à sécrétion interne acquièrent leur pleine activité fonctionnelle (de treize à vingt ou vingt-cinq ans) et, par conséquent, les excitences qu'elles exercent sur l'encéphale ont une action d'autant plus fâcheuse qu'il est originellement (*locus minoris resistentiæ*) plus fragilement organisé (*tare héréditaire*). »

Cette organisation fragile du système nerveux, que met en relief M. le Dr Pâris, ce facteur personnel, généralement observé chez nos malades (qu'il s'agisse de sujets lourdement tarés ou ayant présenté simplement des stigmates psychiques et physiques en dehors de toute hérédité affirmée), existe dans la grande majorité des cas que nous avons exposés.

La mentalité antérieure de nos déments précoces est, en effet, fréquemment anormale; nous avons relevé dans ce chapitre et dans le chapitre précédent un assez grand nombre de cas de débilité mentale. Les malades dont il s'agit ont présenté, à l'occasion de la puberté, des troubles mentaux, et ont évolué rapidement vers la démence.

A côté de ces débiles, il convient cependant d'observer que certains sujets, avant de sombrer irrémédiablement dans la démence, avaient montré une intelligence parfois remarquable. Dans ces cas, malgré des facultés brillantes, le déséquilibre originel paraît manifeste : deux artistes musiciennes (Observ. XIX *bis* et XLVI) présentent des lacunes du caractère. Nous avons noté que chez beaucoup de nos malades, l'existence de stigmates physiques de dégénérescence, souvent nombreux et très accusés, indiquaient une tare réelle, fréquemment soulignée par la présence d'hérédité directe ou collatérale.

Sans vouloir accorder à ces stigmates physiques, quand nous les rencontrons en dehors de toute hérédité ou même de tout antécédent personnel, plus de valeur qu'il ne convient, et en reconnaissant qu'on peut les trouver chez des individus normaux, il faut bien admettre cependant que leur fréquence et leur caractère très marqué accompagnent d'habitude le déséquilibre psychique originel.

Nous avons eu l'occasion de signaler, chez certains de nos malades, des malformations importantes : asymétrie crânienne ou faciale, microcéphalie, macrocéphalie, etc. Signalons aussi l'existence assez commune de la débilité physique parfois très caractérisée. Chez trois de nos malades (Observ. XIX *bis*, XLVI et LIX), cette débilité est remarquable; la dernière de ces malades, âgée de trente-quatre ans, présente toutes les apparences d'une adolescente. Il est permis de supposer que cet arrêt de développement est en rapport avec une faiblesse du système génital.

En somme, les causes prédisposantes ont paru jouer

chez la plupart de nos déments précoces un rôle capital.

A côté de ces causes prédisposantes, dont l'absence est exceptionnelle, il convient de donner la place qu'elles méritent aux causes occasionnelles que nous avons relevées. A ce point de vue, comme au point de vue de la prédisposition, les opinions des auteurs varient sur plusieurs points. Nos observations soulignent l'importance d'un facteur étiologique généralement admis : l'âge. Dans 71 % des cas, l'affection a débuté chez nos malades entre vingt et trente ans, et surtout entre vingt et vingt-cinq ans, comme nous l'avons établi plus haut. Il est indiscutable que la puberté détermine, chez de jeunes sujets tarés, des troubles mentaux : cette crise physiologique, soit à la période de préparation, soit à la période d'évolution, s'accompagne de modifications du caractère et de l'activité, modifications dont l'intensité est variable, suivant l'état du système nerveux. Cette cause peut être incriminée chez un groupe important de nos déments précoces : ce sont des sujets à tare lourde dont le système nerveux n'a pu supporter l'évolution physiologique de la puberté. Ces cas rentrent dans la catégorie des démences précoces que Régis qualifie : « psychoses constitutionnelles » en raison de l'importance de la prédisposition dans l'étiologie de cette variété. Signalons, à ce sujet, certains de nos malades, à débilité mentale très accusée et dont les faibles facultés ont sombré au moment de la puberté.

Nous avons relevé, au cours de notre étude étiologique, les différentes causes qui ont été mises en relief par les auteurs dont nous avons résumé plus haut les théories. Toutes les causes débilitantes : infections, intoxications, surmenage physique et psychique, émotions, en un mot, toutes celles qui ont contribué à affaiblir l'organisme, soit en diminuant sa résistance, soit en l'obligeant à un surcroît de dépenses, se retrouvent dans nos observations.

Le surmenage, simplement physique ou psychique, avec son acception habituelle, se rencontre très rarement chez nos malades, puisque nous ne l'avons signalé que dans cinq cas. D'ailleurs, son importance apparaît d'autant moindre qu'il s'agit de malades (quatre sur cinq) lourdement tarés.

Nous pouvons en dire autant du rôle étiologique des émotions. Bien que ce facteur ait été noté dans trois observations et semble avoir vraiment eu une influence sur la genèse de ces trois maladies, nous croyons difficile de lui reconnaître une valeur autre que celle d'une cause occasionnelle : l'hérédité très chargée de ces malades explique suffisamment à notre avis leur déchéance.

Même, en admettant que l'onanisme ait existé plus fréquemment chez nos malades que ne l'indiquent nos renseignements, son importance, au point de vue étiologique, est très diminuée chez nos trois malades, par la coexistence de tares psychopathiques. Il nous paraît, comme le fait observer Christian, que l'onanisme doit être considéré plutôt comme une insuffisance de la volonté, un véritable symptôme, que comme une cause.

Le rôle des intoxications et des infections, en tant que causes occasionnelles, est évident dans bien des cas, mais il est remarquable que dans nos observations la cause prédisposante de la psychose ne fait jamais défaut. A vrai dire, dans deux cas, cette prédisposition est simplement probable, puisque les malades n'ont aucune hérédité directe ou collatérale affirmée, mais l'existence de stigmates physiques de dégénérescence nous permet de la supposer. Il nous paraît hasardé d'attribuer à une intoxication aussi banale l'importance d'une cause efficiente, d'autant mieux que l'un des malades (Observ. XLIV) est précisément un des trois déments chez lesquels l'observation signale des pratiques onanistiques, et nous inclinerions à penser qu'il s'agit d'un dipsomane dont l'alcoolisme et l'onanisme ne sont que deux symptômes de la faiblesse mentale.

L'hérédo-tuberculose existe de façon évidente chez trois malades seulement (Observ. XXXI, XLIII et XLVI). Elle paraît probable chez deux autres malades en raison de la tuberculose avérée des collatéraux ; chez le malade de l'observation XXI, nous notons un frère mort de tuberculose à vingt-trois ans, un frère mort de méningite tuberculeuse à un an, et chez le malade de l'observation XXXIV, un frère mort, à seize ans et demi, de tuberculose osseuse. Quant à l'influence de l'infection tuberculeuse sur la genèse de la démence précoce, nous pouvons dire qu'elle n'apparaît pas clairement dans nos observations. Nos déments précoces tuberculeux étaient tous des dégénérés dont les tares héréditaires ou les antécédents personnels psychiques importants suffisaient à conditionner la déchéance intellectuelle.

Nous croyons inutile d'insister sur le rôle spécial que pourraient jouer certaines maladies infectieuses autres que la tuberculose dans l'étiologie de la démence précoce. Nous n'avons pu noter que de très rares cas de fièvre typhoïde, grippe, entérite. Signalons cependant que, dans certains de ces cas, la maladie infectieuse a paru sinon causer, au moins occasionner les troubles mentaux.

Il nous paraît intéressant de souligner les cas de débilité physique que nous avons rencontrés. Bien que peu nombreux (treize cas), ils attestent la possibilité d'une coïncidence entre la faiblesse psychique et la faiblesse physique; or, il est remarquable que presque tous ces malades supportent une tare héréditaire souvent très lourde, et il est rationnel d'admettre qu'une même cause originelle a pu diminuer le dynamisme psychique et physique qui assure le développement de l'individu.

CONCLUSIONS

Les psychoses réunies sous le nom de démence précoce *nécessitent* une prédisposition. La question de *terrain*, toujours importante en matière de pathologie, acquiert ici une valeur spéciale. La fréquence d'une hérédité très lourde, le caractère parfois familial de la démence précoce en sont la preuve; l'existence, dans les cas où l'hérédité était faible ou nulle, d'une mentalité antérieure anormale, faible développement intellectuel, inégalité des différentes facultés, accidents hystériformes sont encore autant d'éléments sérieux attestant un terrain tout préparé. Retenons enfin la présence de signes physiques de dégénérescence fréquents, graves et nombreux.

Il ne faudrait pas cependant être exclusif et attribuer uniquement à la prédisposition l'éclosion d'une psychose aussi grave que la démence précoce.

Ce *terrain* spécial nécessite dans bien des cas une *graine* sous forme de causes occasionnelles diverses (infections, auto-intoxications, etc.). Les deux facteurs: prédisposition et causes occasionnelles, se combinent différemment suivant les individus. Chez un héréditaire lourdement taré, une cause banale, légère, suffira à conditionner l'affection; chez un individu à tare faible, les facteurs occasionnels devront être plus actifs: de là divers groupes de déments précoces.

Suivant l'avis de Régis et de la majeure partie de l'école française, un premier groupe, à réalité clinique indiscutable, est fourni par de jeunes individus qui, au moment de l'évolution pubérale, soit à l'éclosion de la puberté, soit aux environs de la vingtième année, présentent des troubles mentaux caractérisés par un déclin progressif des facultés intellectuelles, aboutissant rapidement à la démence. Chez ces jeunes gens, la question de terrain est primordiale; chez eux, la démence précoce est essentiellement une « psychose constitutionnelle » et nous avons habituellement trouvé, outre une hérédité très lourde, un début très précoce et une marche très rapide vers la démence. Dans ces cas, les autres causes invoquées comme facteur étiologique possible n'ont qu'une valeur pathogénique médiocre; elles sont ou *d'ordre physiologique :* puberté, ou *d'ordre banal :* préparation d'examens, accidents toxiques ou infectieux souvent bénins, en somme toutes circonstances communes à tous les jeunes gens et qui, *chez un individu normal, ne doivent pas être l'occasion d'une déchéance irrémédiable.*

Un deuxième groupe est plus étendu et semble plus difficile à préciser, parce qu'il contient des types très divers, au moins au moment de l'éclosion de la maladie. Ces types sont unis par un lien commun : l'évolution identique. Dans ce groupe interviennent, outre la prédisposition, un ensemble de causes occasionnelles pathologiques dont le rôle est considérable. L'aspect clinique peut être le même, au point qu'il n'est pas possible à l'observateur de différencier ces deux variétés après le passage à la démence; cependant, il y a lieu de remarquer que les conditions d'âge diffèrent; alors que les troubles ressortissant au premier groupe se remarquent chez de jeunes malades, les troubles du second groupe apparaissent chez des malades plus âgés, entre vingt et trente ans. Ce seul fait est un indice en faveur du rôle moindre de la prédisposition dont l'influence est d'autant plus probable que les malades sont plus jeunes. De plus, chez ces malades, existe une phase de début, souvent assez longue, revêtant la forme d'une psychose toxique ou infectieuse : confusion mentale et délire onirique. A proprement parler, ces « déments précoces » sont des dégénérés atteints de psychoses toxiques et qui ont versé dans la démence en raison de leur *prédisposition*, mais aussi de la durée et de l'intensité du *processus morbide* à l'influence duquel ils ont été soumis. On peut dire, à juste titre, avec Régis, qu'on peut observer alors tous les intermédiaires entre les formes transitoires de confusion mentale aiguë d'origine toxique ou infectieuse, facilement curables, et la démence précoce qui ne serait, en somme, qu'une démence post-confusionnelle. Les processus morbides les plus divers peuvent intervenir dans ces cas comme cause occasionnelle. En tête, se range la tuberculose rencontrée avec une telle fréquence que certains auteurs ne sont pas loin de penser que l'on pourrait comparer cette fréquence à l'origine de la démence précoce avec celle de la syphilis à l'origine de la paralysie générale.

Sans vouloir contester que les cas de tuberculose sont assez nombreux chez les déments précoces, nous croyons devoir faire remarquer que cette opinion paraît trop exclusive, et nous serions porté à penser que, dans plusieurs de ces cas, l'infection tuberculeuse s'est développée chez le malade à la faveur d'une véritable fragilité physique coïncidant avec sa déchéance psychique.

Il nous semble logique d'admettre que les déments précoces étaient, originellement, des individus à système nerveux inférieur; l'intensité de cette tare commande l'évolution plus ou moins rapide de l'intelligence vers la déchéance finale et, nous ajoutons, fatale. Ce sont en quelque sorte de précoces séniles, chez lesquels le cycle évolutif est court et aboutit très vite à la régression générale de l'organisme et, en particulier, de l'intelligence et des facultés morales. Cette atrophie du système nerveux encéphalique est affirmée par les études anatomo-pathologiques de Klippel et Lhermitte. Nous nous associons entièrement à la manière de voir de Guglielmo Madio, qui admet, chez ces malades, une insuffisance de développement des éléments nerveux, insuffisance qui rend ces éléments incapables de satisfaire aux exigences croissantes d'activité qu'entraîne avec lui le développement de l'individu. Nous croyons, comme lui, qu'il faut considérer la démence précoce, non seulement comme une psychose dégénérative, mais comme une psychose originelle, car elle paraît nécessairement liée à la constitution anormale, *ab ovo*, de l'individu. A notre sens, les déments précoces sont des prédisposés, nous croyons l'avoir suffisamment établi; la prédisposition est une *cause essentielle* de leur déchéance psychique, cause ne réclamant, chez les malades lourdement tarés, qu'une occasion physiologique ou banale pour avoir toute son efficacité, réclamant chez les autres un appoint toxique ou infectieux plus ou moins sérieux. Nous croyons qu'il faut faire de ces déments non une variété, mais une véritable *espèce* de dégénérés.

INDEX BIBLIOGRAPHIQUE

CHRISTIAN, *De la Démence précoce des jeunes gens, contribution à l'étude de l'hébéphrénie* (*Annales méd.-psych.*, 1899).

CLAUS, Congrès de médecine mentale de Bruxelles 1903.

DENY, Congrès de Pau 1904.

DENY et ROY, *La Démence précoce* (*Actualités médicales.* J.-B. Baillière et fils, 1903).

DIDE et CHENAIS, Société de neurologie. Juin 1902.

ESQUIROL, *Maladies mentales*, 1838.

GUGLIELMO MADIO, *Contribution anatomique et clinique à l'étude de la démence précoce* (*Annali di Nevrogli.* Vol. XXIII, fasc. 1 et 2. Analysé par F. DELENI, in *Revue neurologique*, 30 juin 1906).

HECHT, *Étude sur la démence précoce* (*Encéphale*, 1906, t. I).

HECKER, *Die Hebephrenie* (*Archiv für patholog. Anat. und Physiol. und für Klin. Medizin*).

KLIPPEL et LHERMITTE, *Anatomie pathologique de la démence précoce* (*Encéphale*, 10 juin 1909).

KRAEPELIN, *Psychiatrie*, 6e édition. Leipzig, 1899.

LAIGNEL-LAVASTINE, *Archives de Neurologie* (mars-avril 1909).

MASSELON, *La Démence précoce.* Joanin et Cie, éditeur, Paris, 1904.

MEEUS, *De la Démence précoce* (*Journal de Neurologie*, 1902).

MOREL, *Traité des maladies mentales.* Paris, 1860.

PARIS, *Leçons de Psychiatrie* (Maloine, édit., Paris, 1909).

RÉGIS, *Précis de Psychiatrie.*

ROUBINOVITCH, *La Démence précoce et la Vulnérabilité cérébrale* (*Bulletin médical*, 21 et 24 juillet 1909).

Schüle, *Traité des maladies mentales.* Traduit par Dagonnet et Duhamel.

Seglas, *La Démence paranoïde* (*Annales médico-psychologiques*, 1900).

Sérieux, *Démence précoce* (*Revue de Psychiatrie*, juin 1903). — *Démence précoce* (*Gazette hebdomadaire de Médecine et de Chirurgie*, mars 1901).

Vigouroux et Naudascher, *Annales médico-psychologiques* (janvier-février 1909).

Vladimir-Serdsky, *Annales médico-psychologiques*, novembre-décembre 1903; janvier-février 1904.

Walker, *Remarques sur la nature de la démence précoce* (*Encéphale*, 1906, t. II).

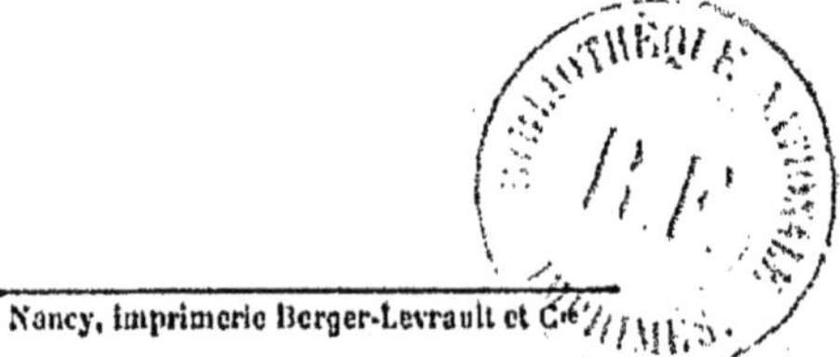

Nancy, imprimerie Berger-Levrault et Cie

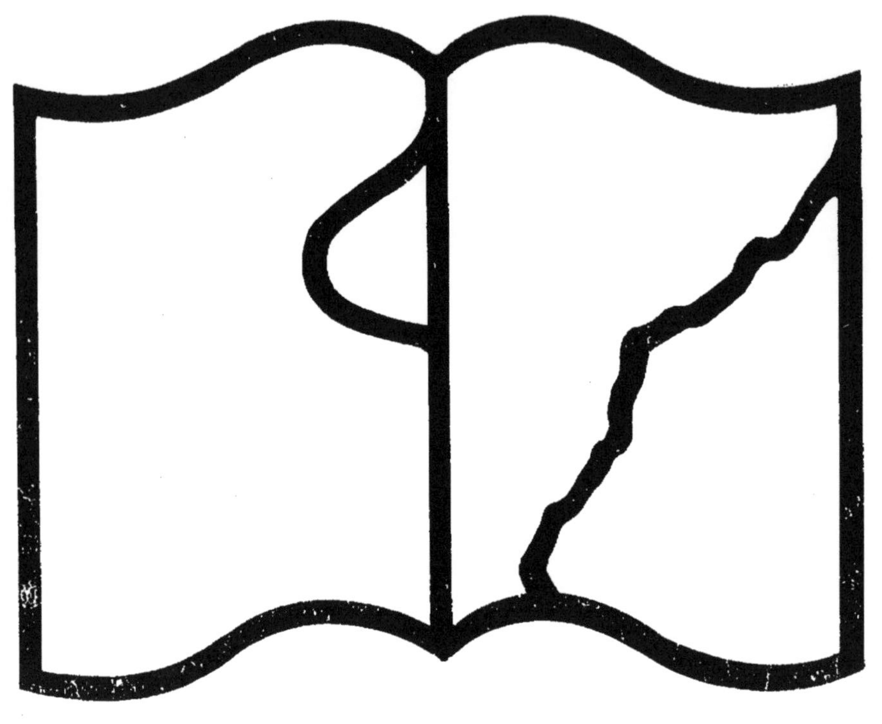

Texte détérioré — reliure défectueuse

NF Z 43-120-11

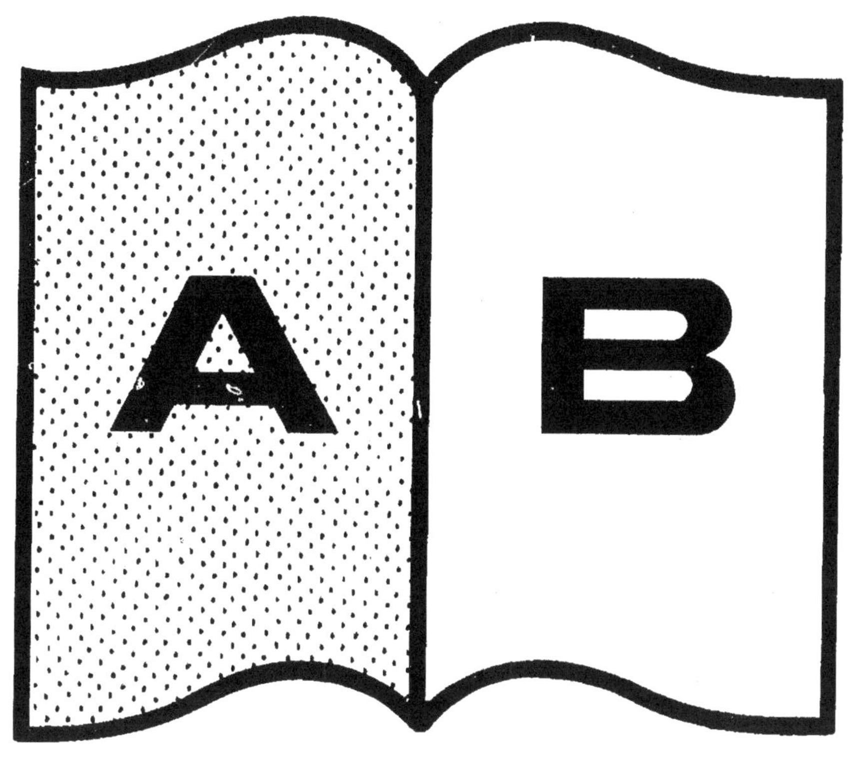

Contraste insuffisant

NF Z 43-120-14

www.ingramcontent.com/pod-product-compliance
Ingram Content Group UK Ltd.
Pitfield, Milton Keynes, MK11 3LW, UK
UKHW021218230726
13926UKWH00003B/1092

9 782016 144190